BEI GRIN MACHT SICH IHR WISSEN BEZAHLT

AF135903

- Wir veröffentlichen Ihre Hausarbeit,
  Bachelor- und Masterarbeit

- Ihr eigenes eBook und Buch -
  weltweit in allen wichtigen Shops

- Verdienen Sie an jedem Verkauf

Jetzt bei www.GRIN.com hochladen
und kostenlos publizieren

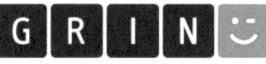

Depressionen bei Pflegekräften. Auswirkungen der psychosomatischen Erkrankung und Präventionsansätze im multimodalen Stressmanagement

GRIN :)

Bibliografische Information der Deutschen Nationalbibliothek:

Die Deutsche Nationalbibliothek verzeichnet diese Publikation in der Deutschen Nationalbibliografie; detaillierte bibliografische Daten sind im Internet über http://dnb.d-nb.de abrufbar.

ISBN: 9783346659156
Dieses Buch ist auch als E-Book erhältlich.

Druck und Bindung: Books on Demand GmbH, Norderstedt Germany
Gedruckt auf säurefreiem Papier aus verantwortungsvollen Quellen

Das vorliegende Werk wurde sorgfältig erarbeitet. Dennoch übernehmen Autoren und Verlag für die Richtigkeit von Angaben, Hinweisen, Links und Ratschlägen sowie eventuelle Druckfehler keine Haftung.

Das Buch bei GRIN: https://www.grin.com/document/1234516

Gesundheitsförderung im Setting Krankenhaus

Depressionen bei Pflegekräften, die Auswirkungen der psychosomatischen Erkrankung und deren Präventionsansätze im multimodalen Stressmanagement

Wintersemester 2021/2022

Abgabedatum: 24.01.2022

Inhaltsverzeichnis

1. Einleitung

In den vergangen Jahren haben sich die Anforderungen an die Gesundheitspolitik drastisch verändert. Der Beruf als Pflegekraft erhielt durch die aktuelle Corona Pandemie ein hohes Maß an Aufmerksamkeit. Gerade in diesen schweren Zeiten tritt vermehrt die körperliche und psychische Belastung der Pflegekräfte hervor. „Wir mögen unseren Beruf", sagen Beschäftigte im Krankenhaus (Ver.di, 2022). Dennoch reduzieren viele von Ihnen ihre Arbeitszeit oder müssen ihren Job ganz aufgeben. Die hohe emotionale Erschöpfung zwingt Pflegekräfte*innen zum Ausstieg oder führen langfristig zu Krankheit (vgl. ver.di, 2022). Folgende Fragestellung ist daher für diese Arbeit von Bedeutung. „ Wie kann man präventiv handeln, um Pflegekräfte*innen einen stress minderten Arbeitsplatz zu bieten und somit präventiv gegen Depressionen vorzugehen? Im Folgenden werden zunächst die Begriffe Gesundheit und Gesundheitsförderung erklärt. Anschließend wird das zu betrachtende Unternehmen vorgestellt. Hierbei handelt es sich um ein Krankenhaus der akuten Versorgung. Daraufhin werden die Rahmenbedingungen und Problematiken der heutigen Arbeitswelt bezüglich Stresses erläutert. In einem nächsten Schritt werden Belastungsfaktoren bzw. Stressoren identifiziert. Danach wird das Krankheitsbild „Depression" durch eine Begriffserklärung, epidemiologischen Daten, Ursachen und Probleme im Bezug auf den Pflegeberuf vorgestellt. Anschließend werden präventive Maßnahmen im Rahmen des multimodalen Stressmanagements mit einem abschließenden Fazit und Ausblick betrachtet.

2. Begriffserklärung

2.1 Gesundheit

Die wohl bekannteste Definition zu dem Begriff „Gesundheit" existiert von der Weltgesundheitsorganisation (WHO): „Gesundheit ist ein Zustand vollkommenen körperlichen, geistigen und sozialen Wohlbefindens und nicht allein das Fehlen von Krankheit und Gebrechen." (WHO 1948). Dabei wird der Begriff „Gesundheit" von jeder Person individuell definiert und auf die eigenen Lebensumstände übertragen. Ein vollkommener Zustand von Gesundheit in den drei von der WHO genannten Bereichen (körperlich, geistig und sozial) erscheint allerdings selten. Hinsichtlich der psychischen Gesundheit kann nur der/die Betroffene selbst beurteilen, ob er/sie sich gesund fühlt. Welche Bedeutung Gesundheit im Speziellen hat, ist von dem jeweiligen sozialen Bezugssystem abhängig. In der Lebens- und Arbeitswelt von Individuen ist unter Gesundheit in erster Linie das subjektiv empfundene Gefühl von Wohlbefinden einschließlich der Funktions- und Leistungsfähigkeit zu verstehen (vgl. Noack 1996, S.29).

2.2 Gesundheitsförderung

Nach dem Verständnis der WHO ist die Gesundheitsförderung ein Konzept, welches sich anhand des Verständnisses des salutogenetischen Gesundheitsmodels mit der Fragestellung beschäftigt, wie und wo Gesundheit hergestellt werden kann (vgl. BZgA 2018).

„Gesundheitsförderung ist (in der Ottawa-Charta zur Gesundheitsförderung 1986) definiert als Prozess, allen Menschen ein höheres Maß an Selbstbestimmung über ihre Gesundheit zu ermöglichen und sie dadurch zur Stärkung ihrer Gesundheit zu befähigen. Diese Definition ist in der Jakarta-Erklärung zur Gesundheitsförderung für das 21. Jahrhundert (1997) weiter entwickelt worden: Gesundheitsförderung ist ein Prozess, der Menschen befähigen soll, mehr Kontrolle über ihre Gesundheit zu erlangen und sie zu verbessern durch Beeinflussung)" (Lotte Kaba-Schönstein 2018).

3. Das zu betrachtende Unternehmen

Im Folgenden werden die Rahmenbedingungen der heutigen Arbeitswelt hinsichtlich des Stresses und Stresserlebens genauer erläutert. Anschließend wird das zu betrachtende Unternehmen, ein Krankenhaus vorgestellt. In einem nächsten Schritt werden die Belastungsfaktoren beziehungsweise die Stressoren identifiziert.

3.1 Rahmenbedingungen

Die heutige Arbeitswelt befindet sich in einem rasanten Wandel, der sich durch den Fachkräftemangel und den demographischen Wandel in vielen Unternehmen spürbar zeigt. Zudem zeigt sich eine wachsende Stressbelastung bei den Arbeitnehmern*innen. Dies kann durch eine aktuelle Statistik über die Arbeitsunfähigkeitstage aufgrund psychischer Erkrankungen in Deutschland anhand des Geschlechtes in den Jahren 1997 bis 2020 belegt werden. Die Statistik wurde über die Website Statista im Dezember 2021 von Rainer Radtke veröffentlicht. Zu sehen sind drei Kurven, die exponentiell in beiden Geschlechtern ansteigen. Befragt wurden ganzjährig versicherte bei der DAK Gesundheit, die mindestens ein Tag Mitglied waren (vgl. Rainer Radtke). Viele der psychischen Erkrankungen lassen sich durch Stress am Arbeitsplatz in Verbindung bringen. Daher gewinnt dieses Thema immer mehr an Bedeutung, da dies zu Depressionen und Burnout führen kann (vgl. Sina Dillenberger, Nico

Michel, 2020). Zur Verdeutlichung der Relevanz dieses Themas soll nun das Krankenkaus in Rüsselsheim eingebettet werden.

Bei dem zu betrachtenden Unternehmen handelt es sich um ein Krankenhaus der Schwerpunktversorgung im westlichen Rhein-Main-Gebiet. Es verfügt über 577 vollstationäre. Betten. Die Häuser verfügen über viele Fachabteilungen, wie die Innere Medizin, Chirurgie, Kardiologie und viele weitere. In dem Krankenhaus arbeiten aktuell 1.700 Mitarbeiter (vgl. GPR Klinikum Rüsselsheim, 2022). Gerade im Bereich der Pflege ist der Fachkräftemangel und demographischer Wandel deutlich zu spüren. Der Arbeitsalltag ist geprägt durch die Personalknappheit, die unzähligen Überstunden und dem Kostendruck des Gesundheitswesens. Aufgrund dessen als auch den Strukturen im Krankenhaus gibt es zahlreiche Belastungen, denen das Personal ausgesetzt ist. Diese werden im Folgenden genauer betrachtet.

3.2 Belastungsfaktoren

„Die Belastungsfaktoren, sind die Anforderungen und Bedingungen, die Stress auslösen, sie werden auch Stressoren genannt" (Kaluza, 2015,S.7).

Im eigentlichen Sinne setzt sich Stress aus drei Faktoren zusammen. Zum einen aus den Stressoren, die Bedingungen, Anforderungen oder Situationen, die von außen auf das Individuum positiv oder negativ einwirken. Zum anderen aus den eigenen stressverstärkten Gedanken und zu guter Letzt aus der Stressreaktion, wie ein erhöhter Blutdruck, vermehrtes Hungergefühl oder starkes Schwitzen bis hin zu erweiterte Pupillen und eine beschleunigte Atmung führen kann (vgl. Sina Dillenberger, Nico Michel, 2020). Evolutionär betrachtet stellt sich der Körper in dieser Situation auf Flucht oder Kampf ein. Belegt ist zudem, dass eine andauernde Stressbelastung zu Krankheiten führt mit langsamer Genesung (vgl. Bundesministerium für Gesundheit, 2017). Folgend wird es um die Identifizierung von drei prägnanten Stressoren im Setting Krankenhaus gehen. Die Berufsgruppe der Krankenpflege steht in dieser Arbeit im Fokus, da sie sowohl psychisch als auch körperlich sehr anspruchsvoll ist.

3.2.1 Zeitdruck:

Im Folgenden werden Stressoren genannt, die im Endeffekt zu einem Zeitdruck führen. Eine Pflegekraft kann derzeit zehn Patienten*innen pro Tagschicht und 20 Patienten*innen pro

Nachtschicht betreuen (vgl. Bundesgesundheitsministerium 2021). Diese Anzahl steigt stetig an. Gründe hierfür sind nicht allein der Fachkräftemangel, sondern auch der Kostendruck in den Krankenhäusern und die Anzahl der (älteren) Patienten*innen. Dies führt zu einer Unzufriedenheit, da man den Anforderungen und Bedürfnissen hinsichtlich der wenigen Zeit für jede/n einzelne/n Patienten*innen nicht gerecht wird. Die Schwierigkeit, den Anforderungen gerecht zu werden, verstärkt das Gefühl von Unzufriedenheit.

3.2.2 Schnittstellen:

In einem Krankenhaus ist es notwendig, dass alle Bereiche Hand in Hand zusammen arbeiten. Pflegepersonal, Ärzte*innen, aber auch diese, die in der Apotheke, im Labor oder in der Radiologie arbeiten, sind Bestandteil des Krankenhauses. Eine gegenseitige Abhängigkeit ist ausschlaggebend, wie gut oder schlecht der Job funktioniert. Funktioniert die Kommunikation, Dokumentation oder Absprache nicht, kann dies ein Stressor sein. Hinzu kommt das Warten auf Ergebnisse, das bei Patienten*innen ebenfalls zu Unzufriedenheit führen kann. Dies kann wiederum verstärkt das Gefühl von Überforderung bei dem Pflegepersonal führen und ist somit ein potentieller Stressauslöser.

3.2.3 Fachkräftemangel:

Der Fachkräftemangel herrscht mittlerweile nicht nur im Krankenhaus, sondern auch in vielen weiteren Bereichen. In diesem Beispiel geht es allein um den Fachkräftemangel in der Pflege. Dieser ist ausschlaggebend, dass sich der Verteilungsschlüssel von Patienten*innen pro Pflegekraft verändert hat. 2015 betreute im Schnitt eine Pflegekraft, elf Patienten (vgl. Heine, 2015). Mittlerweile betreut eine Pflegekraft 13 Patienten im Schnitt (vgl. Hans Böckler Stiftung 2018). Dies zeigt eine Statistik aus Statista. Es handelt sich hierbei, um die zu betreuende Patienten*innenanzahl pro Pflegekraft in Kliniken nach Ländern im Jahr 2018. Deutschland weist die höchste Anzahl der betreuenden Patienten*innen auf. Hinzu kommen etliche Überstunden, um den Fachkräftemangel auszugleichen. Dies ist verbunden mit einem hohen Arbeitsanfall und einer langen Arbeitszeit. Pausenzeiten werden gestört, wenn nicht sogar verkürzt bis gar nicht eigehalten, da die Bedürfnisse von Menschen keine Pause haben. Es kommt zu einem Ungleichgewicht zwischen Entspannung und Anspannung (Dis- Stress) (vgl. ebd.).

4.1 Begriffsdefinition „Depression" (ICD 10:F32.9)

Eine Depression ist eine affektive Störung, die in jedem Lebensalter auftreten kann. Die psychische Erkrankung wird durch Symptome wie Traurigkeit, Interessenlosigkeit, Schlafstörungen, Appetitlosigkeit, vermindertes Selbstwertgefühl, Konzentrationsschwächen und/oder Müdigkeit geprägt (vgl. Pschyrembel 2020). Festgestellt wird die Erkrankung, sobald der/die Betroffene mindestens zwei Wochen zwei oder mehrere dieser oben genannten. Symptome aufweist. Ein Anamnese Gespräch via störungsspezifischen Fragebögen helfen bei der Einteilung des Schweregrads. Ursachen können biologische Veranlagungen, traumatische Erlebnisse, wie der Verlust eines Patienten, aber auch äußerliche Faktoren wie der private Stress daheim oder auf der Arbeit sein (vgl. Mensch Körper Krankheit, 7. Auflage, 2015).

4.2 Epidemiologische Daten in Deutschland

„Depressionen gehören zu den häufigsten und hinsichtlich ihrer Schwere am meisten unterschätzten Erkrankungen" (Stiftung Deutsche Depression Hilfe, 2022). Die Jahresinzidenz, die Anzahl an Neuerkrankungen innerhalb eines Jahres, liegt bei ein bis zwei Erkrankungen pro 100 Personen. Die Lebenszeitprävalenz liegt national bei 16-20% (vgl. Jacobi et al, 2016). Laut der Selbstauskunft in der ersten Erhebungswelle der zu dieser Zeit aktuellen Studie zur Gesundheit Erwachsener in Deutschland (DEGS1) leiden ca. 8,1% der Bevölkerung im Alter von 18-79 Jahren unter einer depressiven Symptomatik (vgl. S3-Leitlinie/NVL Unipolare Depression, 2. Auflage, 2015).

4.3 Ursachen und Problematik in Bezug auf den Pflegeberuf

Ursachen von Depressionen in Bezug auf den Pflegeberuf gibt es viele. Die auffälligsten Ursachen sind zum einen der Schichtdienst und der Personalmangel, die zum anderen zu einer hohen Arbeitsbelastung führen können. Pflegekräfte haben eine hohe Verantwortung ihren Patienten*innen gegenüber und arbeiten teilweise über ihren Fachbereich hinaus. Hinzu kommt ein Schichtsystem, dass durch Früh-/Spät-/ und Nachtdienste gegliedert ist (vgl. Elisa Clauß, 2012). Pflegekräfte leisten oftmals Doppelschichten. Aufgrund des Schichtdienstes bleibt die Entspannungsphase der Fachkräfte in den meisten Fällen aus und ihr Biorhythmus wird täglich auf die Probe gestellt. Zudem herrscht seit mehreren Jahren ein Personalmangel.

Betroffen sind in den meisten Fällen Pflegeeinrichtungen und Krankenhäuser. Die hohe Arbeitsbelastung auf den Stationen steigt mit jeder fehlenden Fachkraft an. Dies führt zu einer vermehrten körperlichen und seelischen Erschöpfung der Pflegekräfte. Zusätzlich zu den bereits physischen Belastungen kommen auch psychische Belastungen wie traumatische Ereignisse hinzu, die teils zuhause verarbeitet werden müssen. Pflegekräfte verlieren an Motivation, um zur Arbeit zu gehen, lassen an Konzentration nach, sind schneller reizbar und stehen täglich unter enormen Druck. Durch diese Ursachen können schneller Fehler passieren, die durch ausreichend Erholung verhindert werden könnten. Falsche Dokumentationen, falsche Dosierungen der Medikamente, das Vergessen der Thrombosespritzen und viele weitere Unfälle können passieren. Dies kann das Leben eines Menschen kosten. Zudem kommt hinzu, dass das Pflegepersonal auf jeden im Team angewiesen ist. Ausfälle aus gesundheitlichen Gründen haben zur Folge, dass die Arbeitsbelastung weiter steigt und die Anforderungen mitwachsen (vgl. Elisa Clauß 2012). Eine Statistik von Statista aus dem Jahr 2013 zeigt, dass sich in Hessen Betroffene aufgrund einer depressiven Episode 1.061 Arbeitsunfähigkeitstage (Arbeitsunfähigkeitstage pro 1.000 BKK - Mitglieder) nahmen und Betroffene mit Depression nahmen sich 323 Arbeitsunfähigkeitstage. Zwischen Anfang April und Ende Juli 2020 (mit Beginn der Pandemie) ist die Beschäftigungszahl in den Pflegeberufen um rund 9.000 Beschäftigte zurück gegangen. „Die beruflichen Pflegenden fühlen sich seit Beginn der Pandemie oft allein gelassen, in ihrer physischen und psychischen Integrität gefährdet" (DBfK-Präsident Christel Bienstein, 2021). Laut dem deutschen Berufsverband für Pflegeberufe (DBfK) müssen schleunigst Angebote und Strukturen geschaffen werden, damit Pflegende in ihrem Beruf bleiben und die mit der zusätzlichen Pandemie verbundenen gerade physischen Belastungen unterstützt werden. Nur so können die Kollegen*innen die teilweise traumatischen Ereignisse verarbeiten.

5. Präventive Maßnahmen im Rahmen des multimodalen Stressmanagements

Es gibt verschiedene Ebenen der Stressprävention. Zunächst wird auf das transaktionale Stressmodel von Lazarus (1966) eingegangen, um die Entstehung von Stress zu verdeutlichen. Infolge dessen kann man das multimodale Stressmanagement erläutern. In 5.2 werden die allgemeinen und theoretischen Strategien aus 5.1 auf die Stressoren und Situationen im Krankenhaus bezogen. Das transaktionale Stressbewältigungsmodell nach Lazarus betrachtet Stress aus einer etwas anderen Perspektive. Lazarus beschreibt Stresssituationen als komplexe

Wechselwirkungen zwischen den Anforderungen einer Situation und der darin handelnden Person (Habermann-Horstmeier, 2017). Schwerpunkt dieses Modells ist die eigene Bewältigung solcher Situation mithilfe eigener Bewältigungsmöglichkeiten (Ressourcen). Diese bestehen aus einer primären, also subjektiven Bewertung der Umweltreize, Ereignisse und der Situation in Bezug auf die persönliche Relevanz und Bedeutung (Habermann-Horstmeier, 2017). Wo hingegen die sekundäre Bewertung meist zeitgleich erfolgt und sich auf die Bewältigungsmöglichkeiten des Individuums bezieht. Anschließend werden sie eingeschätzt, zur Abschätzung von ausreichenden Ressourcen. Falls nicht genug Ressourcen zur Verfügung stehen, empfindet der Betroffene „Stress" (vgl. Habermann-Horstmeier, 2017).

Lazarus definiert weitere Bewältigungsstrategien (Copingstrategien), die in diesem Kontext als Strategien angesehen werden können (vgl. Lazarus, Richard S., 1999). Dennoch soll an dieser Stelle nicht weiter darauf eingegangen werden.

5.1 Strategien des multimodalen Stressmanagements

Das multimodale Stressmanagement basiert auf drei Säulen, die an unterschiedliche Ebenen des Stressgeschehens ansetzen:

1. *Instrumentelles Stressmanagement* (Reduktion von Stressfaktoren)
2. *Kognitives Stressmanagement* (Erkennen und Überwinden von individuellen Stressmustern)
3. *Palliatives- regeneratives Stressmanagement* (Umgang mit akuten Stresssituationen lernen, Fördern der Entspannungsfähigkeit)

Das *instrumentelle Stressmanagement* setzt direkt an den Stressoren an, mit dem Ziel, diese zu reduzieren oder ganz auszuschalten. Im Fokus hierbei stehen die Belastungen, die der/die Betroffene nicht direkt beeinflussen kann. Ein Beispiel hierfür wären Veränderungen am Arbeitsplatz. Instrumentelles Stressmanagement kann reaktiv oder präventiv (Reaktion auf akute oder zukünftige Belastungen) erfolgen. Zudem hat es die Besonderheit, dass es im betrieblichen Kontext auf allen Ebenen ansetzen kann (vgl. GKM-Institut für Gesundheitspsychologie, 2012).

Das *kognitive Stressmanagement* setzt an den persönlichen Stressverstärkern, den Motiven, Einstellungen und Bewertungen an. Das Ziel hierbei ist, diese so zu verändern, dass sie stressvermindernd und nicht stressverstärkend wirken, wie zum Beispiel das Glas halb voll, nicht halb leer sehen (Kaluza, 2005, S.51). Kaluza gibt folgende Beispiele hierfür an.

- Kritisches Überprüfen der eigenen Leistungsansprüche; Akzeptieren von Leistungsgrenzen
- Schwierigkeiten als Herausforderungen wahrnehmen
- Vom Problem zur Lösung schalten, nicht grübeln, etc.

Das *Palliativ-regenerative Stressmanagement* fördert die Fähigkeit physiologische und psychische Stressreaktionen zu regulieren und anschließend zu kontrollieren. Maßnahmen mit dem Ziel kurzzeitige Entspannung oder Erleichterung zu erzielen oder ihre Anwendung in akuten Stressreaktionen finden, werden als palliativ bezeichnet. Hierzu zählt das tiefe, bewusste Atmen oder das Abreagieren durch sportliche Betätigung (Palliation). Bei den regenerativen Maßnahmen handelt es sich um eine langfristige regelmäßige Entspannung (Regeneration)(vgl. Rebecca Springmann, 2017/2018). Das autogene Training wäre ein Beispiel hierfür.

Folgend soll nun das multimodale Stressmanagement praktisch an dem Beispiel des Pflegepersonals erläutert werden.

5.2 Multimodale Stressmanagement für Pflegekräfte

Die Anwendung des multimodalen Stressmanagements für Pflegekräfte im Setting Krankenhaus ist angemessen, da es auf die verschiedenen Stressoren in den unterschiedlichsten Ebenen einwirken kann. Im Folgenden wird auf die in Kapitel 3 angesprochenen Stressoren eingegangen. Zusätzlich werden die individuellen Stressverstärker und die Stressreaktion aufgezeigt. Parallel dazu werden dann die Maßnahmen im Rahmen des multimodalen Stressmanagements definiert.

Zu Instrumentelles Stressmanagement:

Aufgrund des Kostendrucks im Krankenahaus und die große Anzahl der Mitarbeiter*innen ist die Möglichkeit an Maßnahmen auf der strukturellen Ebenen begrenzt. Eine Maßnahme wäre das Schnittstellenmanagement. Sie betreffen alle Arbeitsbereiche und verbessern die Effizienz der Behandlungsprozesse. Mithilfe der Prozessoptimierung kann es gezielt die Motivation und Kommunikation derer, die an dem Behandlungsprozess beteiligt sind, verbessern. Eine verbesserte Kommunikation hat nachweislich einen positiven Einfluss auf das Betriebsklima und wirkt stressmindernd (vgl. Dagmar Siebecker, Gert Kaluza, 2012). Aufgrund des Zeitdrucks bietet sich die Vermittlung von Zeitmanagement und Problemlösekompetenzen mithilfe von Workshops an. Die Anzahl der Pflegekräfte ist zu groß, um individuell jeden Einzelnen effektiv unterstützen zu können. Diese Anwendung wird in kleinen Gruppen stationsweise durchgeführt. Wichtig um den Stressor gering zu halten, ist die Einhaltung von ungestörten Pausen. Dies ist vom Gesetzgeber auch vorgeschrieben. Ein Pausenraum befindet sich auf jeder Station. Die Räume haben eine angenehme Atmosphäre, die zur kurzen Erholung einläd. Das Einhalten und effektive Nutzen von Pausenzeiten zur Entspannung von Körper und Seele muss vorgelebt, geduldet und anerkannt werden.

Zu kognitives Stressmanagement:

Dem kognitiven Stressmanagement kommt die größte Bedeutung zu, da die Rahmenbedingungen in Krankenhäusern schwierig sind. Selbst die Krankenhausleitung kann persönlich nichts gegen den landesweiten Fachkräftemangel oder die Kostenstrukturen unternehmen. Derzeit ist keine positive Änderung aufgrund des demographischen Wandels abzusehen. An dem Fachkräftemangel und den dadurch entstehenden Arbeitsbelastung muss jedes Individuum eine Strategie finden, damit die Belastungen nicht krank machen. Hier kann das kognitive Stressmanagement helfen. Dafür wird die ABCZD- Analyse vorgestellt. Diese geht davon aus, dass ein Mensch sein Erleben und Verhalten über seine Vorstellung selbst bestimmen kann (vgl. Pieter, 2015, S.85). Durch die ABCZD- Analyse soll das Bewusstsein der Pflegekräfte gestärkt und mit auf ihren Weg gegeben werden. Sie sollen lernen, wie sie die belastenden Situationen anders bewerten und wahrnehmen können. Mithilfe von Kursangeboten sollen Grundlagen erlernt und umgesetzt werden. Im Anschluss wird ein Feedback Bogen zur Qualitätssicherung ausgeteilt.

ABCZD- Analyse:

Nach der Verhaltensanalyse folgt die ZD Therapie. „Z" steht für persönliche Veränderungsziele und „D" steht für kognitive emotionsbezogenen und verhaltensbezogenen Techniken. Ziel der Analyse ist der Umgang mit aktuellen und zukünftigen Problemen. Ein Vorteil dieses Konzeptes ist die Selbsterarbeitung der Pflegekraft zur Neubewertung und Selbstinstruktion der Situation (vgl. Stephan Rusch, 2019).

Zu Palliativ- Regeneratives Stressmanagement:

Da auch diese Maßnahme von großer Bedeutung ist, müssen hier zunächst Rahmenbedingungen geschaffen werden. Da die Zeit ohnehin knapp ist, liegt die Schwierigkeit darin, die Pflegekräfte davon zu überzeugen, etwas von ihrer knappen Zeit „für sich zu opfern". Wichtig sind effektive Übungen, die mit wenig Aufwand zwischendurch angewendet werden können (vgl. Stephan Rusch, 2019). Daher ist das Erlernen von autogenem Training zu empfehlen. Wenn man dieses beherrscht, kann man es selbst im Sitzen für ein paar Minuten praktizieren. In den Kursen sollen die Wirksamkeitszusammenhänge von Stress und Entspannung erlernt werden. Folgend sollen die Entspannungsverfahren erlernt werden, um abschließend die Anweisungen zu Übungen außerhalb der Trainingssitzungen zu gewährleisten. Auch wird es im Anschluss einen Feedbackbogen geben, der ebenfalls zur Qualitätssicherung dient. Zusätzlich können Kritik und Verbesserungen geäußert werden (vgl. Dagmar Siebecker, Gert Kaluza, 2012).

Wie wirksam die Kurseinheiten sind, hängt von der Planung und Evaluierung vorheriger Kurseinheiten ab. Nur mithilfe von Feedbackbögen kann die Planung zukünftiger Kurse detaillierter und strukturierter erfolgen. Aufgrund des Schichtbetriebs müssen mehrere Angebote den Pflegern*innen zur Verfügung stehen. Ebenfalls muss berücksichtigt werden, dass der reibungslose Ablauf auf den Stationen zu Gunsten der Patienten zu jedem Zeitpunkt gewährleistet wird. Die Durchsetzbarkeit der Intervention bleibt kritisch zu betrachten, da oftmals die finanziellen Mittel für die Gesundheit der Mitarbeiter*innen zu generieren.

6. Fazit und Ausblick

Es hat sich gezeigt, dass das Thema „Depression" eine immer wichtigere Rolle im Alltag einer Pflegekraft spielt. Genauso zeigte sich, dass schon mit kleinen Übungen eine große Wirkung für das Stressmanagement erzielt werden könnte. Wichtig hierbei ist aber, dass nicht nur die Pflegekraft selbst Übungen an die Hand bekommt, sondern auch das Krankenhaus für eine bessere Arbeitsatmosphäre sorgt. Leider konnte man anhand der Daten sehen, dass noch viel in diesem Bereich passieren muss, sodass sich der Fachkräftemangel nicht weiter verstärkt. Dass das nicht nur ein Thema in Krankenhäusern ist, wird dadurch deutlich, dass 8,1% der Bevölkerung an Depressionen leiden. Dementsprechend sollte es ein Anliegen des Staates sein, die Prävention in mehreren Berufsbereichen zu gewährleisten. Genauso wichtig aufzuzeigen ist die Verschlechterung der Beschäftigungszahlen seit Beginn der Pandemie. Zwischen Anfang April und Ende Juli 2020 ist diese um rund 9.000 Beschäftigte zurück gegangen. Der Deutsche Berufsverbund für Pflegeberufe (DBfK) warnt seither vor einem Massenausstieg der Pflegefachpersonen. Der ICN (International Council of Nurses) teilt mit, dass bereits vor der Pandemie, sechs Millionen Pflegende und weitere vier Millionen Pflegefachpersonen bis 2030 in Rente gehen werden. Auch in Deutschland fehlen mindestens 40.000 Pflegefachpersonen. Die ICN fordert „mutige Maßnahmen, im Sinne von, Verbesserung der Löhne und Arbeitsbedingungen bis hin zu flexible Arbeitszeitreglungen und eine angemessene psychische Unterstützung gerade jetzt in Zeiten der Corona-Pandemie. Dies ist laut Ihnen notwendig, um Pflegefachpersonen in ihrem Beruf zu halten, denn ohne Sie würde das Gesundheitssystem zusammenbrechen

Literaturverzeichnis

Heine, H. (2015). Wie viele Pflegekräfte brauchen Kliniken? *Der Tagesspiegel* .

Huch, R. K. (2015). *Mensch Körper Krankheit (7. Auflage).* Elsevier/Urban & Fischer .

Lazarus, R. S. (1999). *Stress and Emotion: A New Synthesis by Richard S. Lazarus.* Springer.

Litzcke, S. (2010). *Stress, Mobbing und Burn-out am Arbeitsplatz.* Berlin: Springer Berlin.

Plaumann, M., & Buss, A. e. (2006). *Grundlagen zu Stress.* Berlin, Heidelberg: Springer.

Rusch, S. (2019). *Zeitmanagement.* Berlin, Heidelberg: Springer-Verlag Gmbh Deutschland.

Siebecke, D., & Kaluza, G. (2012). Stressmanagement. In F. L. Hallenberger, *Grundwissen Stress* (S. 75-109). Verlag für Polizeiwissenschaft.

Völkel, B. (2020). Depression. *Pschyrembel* .

Quellenverzeichnis

al, J. e. (2016). *Stiftung Deutsche Depressions Hilfe.* Abgerufen am 01. Dezember 2021 von https://www.deutsche-depressionshilfe.de/ueber-uns

Bundesgesundheitsministerium. (23. August 2021). Abgerufen am 13. Januar 2022 von https://www.bundesgesundheitsministerium.de/themen/pflege/pflegepersonaluntergrenzen.html

Bundesministerium für Gesundheit. (06. April 2017). Abgerufen am 15. Januar 2022 von https://www.bundesgesundheitsministerium.de/presse/pressemitteilungen/presse/archiv/pressemit teilungen-der-vorherigen-legislaturperioden/2017/2-quartal/weltgesundheitstag.html

DBfK. (11. März 2021). *DBfK-Deutscher Berufsverband für Pflegeberufe.* Abgerufen am 19. Januar 2022 von https://www.dbfk.de/de/index.php

DGPPN, B. K. (16. November 2015). *S3- Leitlinie/Nationale Versorgungs Leitlinie Unipolare Depression - Langfassung, 2. Auflage. Version 5.* . Abgerufen am 01. Dezember 2021 von https://www.leitlinien.de/themen/depression/2-auflage/impressum

Dillenberger, S., & Michel, N. (2020). *Die Gesundheitsmanager.* Abgerufen am 23. Januar 2022 von https://www.gesundheitsmanagement24.de/stress-definition-i-stressmanagement-i-stressbelastungen/#defstr1

Gesundheits- und Pflegezentrum Rüsselsheim (GPR) gemeinnützige GmbH. (2022). Abgerufen am 06. Januar 2022 von https://www.gp-ruesselsheim.de/

Habermann-Horstmeier, L. (2017). *Sächsische Landesbibliothek- Staats- und Universitätsbibliothek Dresden.* Abgerufen am 13. Januar 2022 von https://www.s-vwa.de/fileadmin/user_upload/PDF-

Dateien_Allgemeines/Ivonne/12.PDL/Onlinematerial/24.04.2020_Fr.Kroczewski-Gubsch_Webinar/Stresskonzepte_-_2.pdf

Kaba-Schönstein, L. (15. Juni 2018). *BZgA Gesundheitsförderung 1 Grundlagen*. Abgerufen am 10. November 2021 von https://leitbegriffe.bzga.de/alphabetisches-verzeichnis/gesundheitsfoerderung-1-grundlagen/

Radtke, R. (07. Dezember 2021). *Statista*. Abgerufen am 06. Januar 2022 von https://de.statista.com/statistik/daten/studie/254192/umfrage/entwicklung-der-au-tage-aufgrund-psychischer-erkrankungen-nach-geschlecht/

Springmann, R. (2017/2018). *Relax*. Abgerufen am 13. Januar 2022 von https://relax-rs.de/

Stiftung Deutsche Depressions Hilfe. (kein Datum). Abgerufen am 10.. November 2021 von https://www.deutsche-depressionshilfe.de/depression-infos-und-hilfe/was-ist-eine-depression/haeufigkeit

Abbildungsverzeichnis

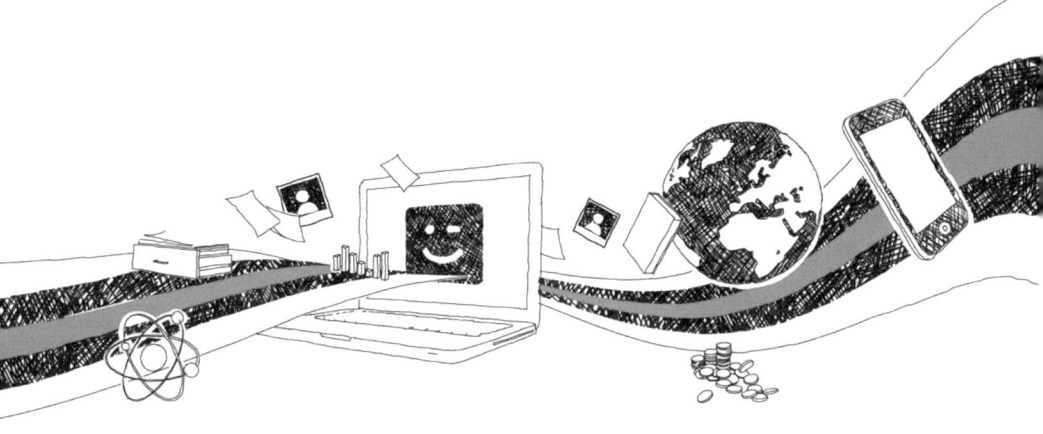
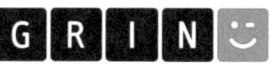